Histoire des médicaments

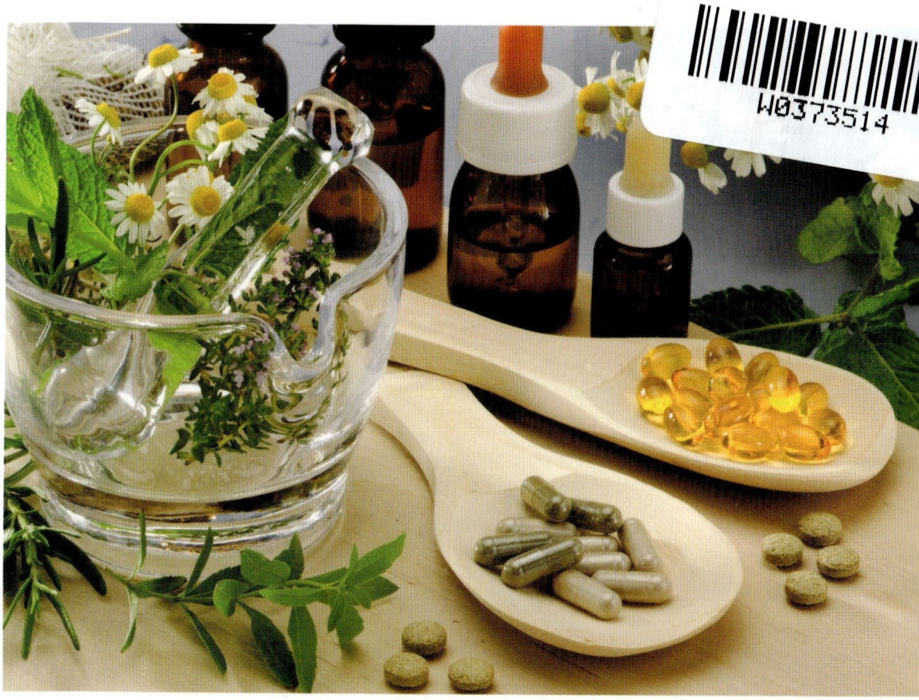
© Shutterstock

Les médicaments, comme les hommes, ont une histoire.

La découverte de nouveaux médicaments s'est longtemps limitée à l'observation empirique des effets produits par certaines substances naturelles sur le corps. Après Hippocrate, c'est Paracelse qui prône la nécessité d'un médicament par maladie. Grâce aux progrès de la chimie et de la physiologie, le XIXe siècle marque une étape nouvelle avec l'isolement des principes actifs, qui sera suivi par les découvertes sur le plan moléculaire, jusqu'au génie génétique. Étroitement liée à l'histoire de la médecine, de la pharmacie, de la chimie et de tant d'autres sciences, l'évolution du médicament a accompagné l'Homme au fil des siècles.

AEDIS

C'est l'essor de l'alchimie, mélange de chimie et de croyances spirituelles. L'utilisation des minéraux se développe également : l'agate contre l'inflammation, l'onyx contre la mélancolie.

Exemple d'utilisation de l'alambic, afin d'extraire l'huile essentielle des plantes grâce à un procédé chimique de distillation.

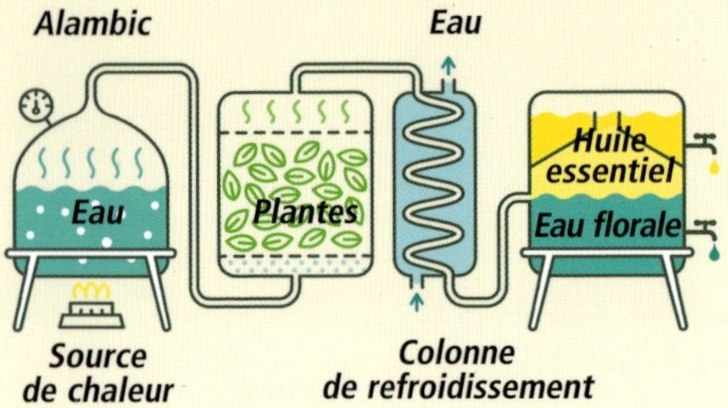

Avicenne (980-1037)
Célèbre médecin perse (Iran actuel), découvre de nouvelles propriétés pharmacologiques comme l'utilisation de sels d'or dans certaines formes de psychose, et l'effet vasodilatateur de l'ail et de l'oignon pour réduire l'hypertension artérielle. Il est l'auteur d'un *Canon de la médecine.*

PÉRIODE MODERNE

du XVe au XVIIIe siècle

Grâce à la découverte des Amériques, les explorateurs rapportent de nouvelles plantes et épices comme le quinquina, l'ipéca, le coca, le café, etc., ce qui relance les découvertes médicamenteuses.

Paracelse (1493-1541)
Médecin et professeur universitaire suisse, est à l'origine d'un tournant majeur dans l'histoire du médicament. Il bouscule les dogmes hippocratiques : les médicaments sont spécifiques à une maladie et pas seulement à des *symptômes**.*

La deuxième grande notion qu'il met en lumière est la **relation dose-réponse** : en fonction de la posologie, une substance peut avoir un effet bénéfique ou néfaste, d'intensité variable. C'est la base de la toxicologie dans la pharmacologie moderne.

« Tout est poison, rien n'est poison : c'est la dose qui fait le poison. »

Il développe également la **théorie des signatures** aujourd'hui dépassée : les éléments permettant de guérir sont dans la nature, il faut observer les ressemblances entre la plante et la maladie. Par exemple, le bulbe de colchique ressemble à l'orteil enflammé par la crise de goutte. Cette coïncidence lui permet d'extraire la colchicine, qui est toujours le traitement de référence de cette maladie de nos jours.

Enfin, il promeut l'utilisation de sels de métaux dont les sels de mercure pour le traitement de la syphilis, et crée le laudanum (première forme galénique liquide de l'opium contre les douleurs et les diarrhées).

Initiant une médecine moderne basée sur la biochimie, il est cependant à l'origine de plusieurs scandales et sera chassé de l'université.

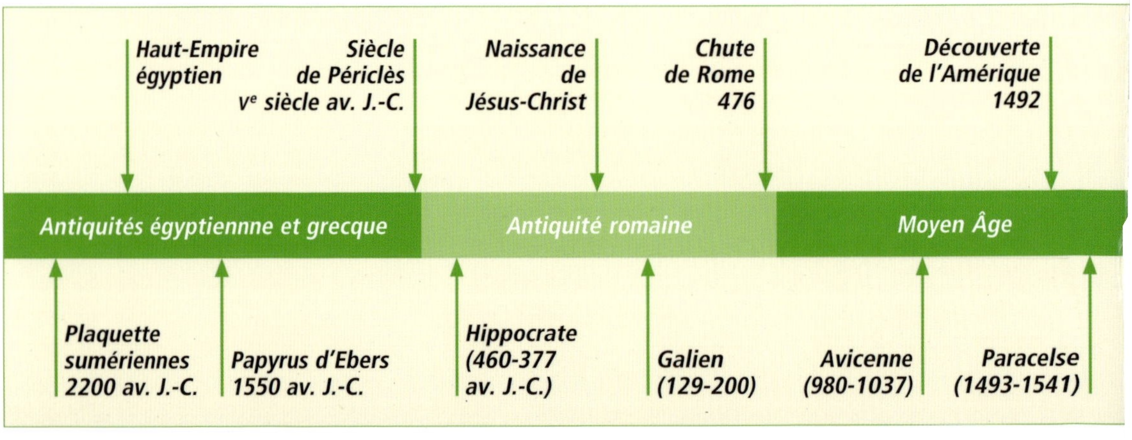

Ces documents révèlent que dès l'origine de la civilisation occidentale les grandes drogues analgésiques et sédatives étaient déjà connues, bien avant de pouvoir guérir le malade. La capacité de supprimer la douleur fut sans doute le premier grand succès de la médecine.

La période antique est marquée par quatre grands personnages ayant solidifié le socle de l'utilisation des médicaments :

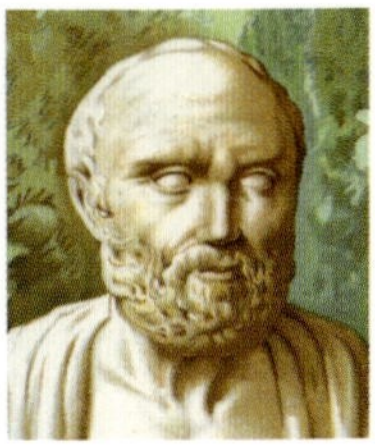

Hippocrate 460-370 av. J.-C.
Médecin et pharmacien dans la Grèce antique, il commence à rationaliser la médecine et lui donne ses premiers fondements scientifiques. Dans son ouvrage *Corpus Hippocraticum,* il écrit qu'il faut administrer un médicament ayant l'effet opposé au symptôme : c'est la théorie des contraires. À l'occasion des grandes épidémies de peste à Athènes, il prescrivait d'allumer des feux alimentés par des herbes aromatiques, dont l'effet antiseptique se comprend encore aujourd'hui par les essences terpéniques qu'elles contiennent.

Théophraste 371-288 av. J.-C.
Historien grec, il rédige le premier traité botanique recensant plus de 400 plantes à visée thérapeutique.

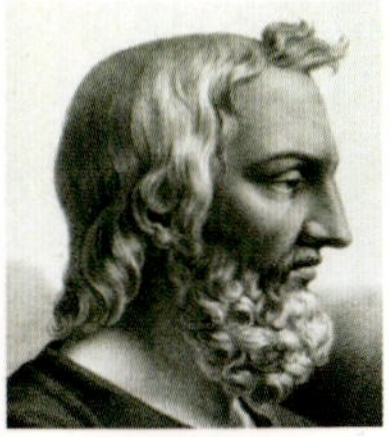

Dioscoride 40-90 apr. J.-C.
Médecin-chirurgien grec dans l'armée, il est considéré comme le père de la ***pharmacologie****
et rédige *Materia Medica,* inventaire de 500 drogues et de leurs effets.

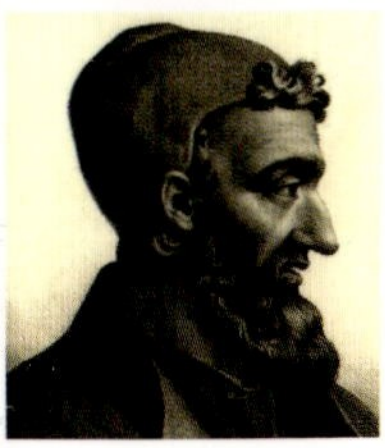

Galien 129-210 apr. J.-C.
Médecin romain de l'empereur Marc-Aurèle, il expérimente et crée médicaments et formes pharmaceutiques (pilule, pommade) avec tant de savoir-faire, qu'il est considéré comme le « père de la pharmacie » et de la ***galénique*****,* spécialité qui porte son nom.
La chute de l'Empire romain marque l'entrée dans l'ère du Moyen Âge.

MOYEN ÂGE

du ve siècle au xve siècle

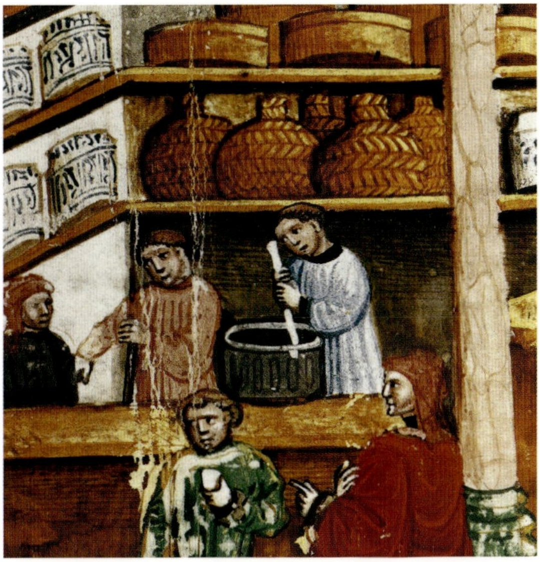

Dans le monde occidental, ce sont les **moines apothicaires** qui vont principalement assurer la sauvegarde des savoirs sur les médicaments : les moines copistes vont permettre la pérennisation des écrits, et les jardins botaniques des monastères permettent la culture des plantes aux vertus médicinales.

Le saviez-vous
À Montpellier, on peut voir que la cathédrale, l'université et le Jardin botanique ne font qu'un.

À une époque qui connaît de nombreuses épidémies, l'inefficacité thérapeutique fait émerger la médecine populaire représentée par les guérisseurs et les charlatans (sujet développé dans *le Malade imaginaire* de Molière quatre siècles plus tard).

C'est à cette période que le médecin abandonne la confection des remèdes à l'apothicaire, dont l'activité commence à être cadrée juridiquement par l'édit de Salerne (1271).

Dans le monde arabe, l'avancée de l'art pharmaceutique est considérable : traduction d'œuvres anciennes, création d'universités, de matériel nouveau (alambic), ou encore de formes pharmaceutiques inédites (sirop).

C'EST QUOI UN MÉDICAMENT ?

DÉFINITION

Selon le Code de la santé publique (CSP), un médicament est une « substance ou composition présentée comme possédant des propriétés curatives ou préventives à l'égard des maladies humaines ou animales, ainsi que toute substance ou composition pouvant être utilisée chez l'homme ou chez l'animal ou pouvant leur être administrée, en vue d'établir un diagnostic médical ou de restaurer, corriger ou modifier leurs fonctions physiologiques en exerçant une action pharmacologique, immunologique ou métabolique ».

C'est donc une substance utilisée pour la prévention, la guérison ou le soulagement des maladies.

CATÉGORIES

On distingue deux grandes catégories de médicaments :

- Les **spécialités pharmaceutiques** qui sont les médicaments fabriqués industriellement et doivent avoir une Autorisation de mise sur le marché (AMM). Elles ont toutes d'une part une Dénomination commune internationale (DCI), qui permet de désigner de manière unique la substance active que contient le médicament et d'autre part un nom de marque en fonction des laboratoires.
- Les **préparations magistrales, hospitalières ou officinales,** qui sont le plus souvent réalisées par une pharmacie pour les besoins spécifiques d'un ou plusieurs patients.

COMPOSITION

Principe Actif
Substance d'origine chimique ou naturelle caractérisée par un mécanisme d'action curatif ou préventif précis dans l'organisme.

+

Excipients
Substances d'origine chimique ou naturelle qui facilitent l'absorption du médicament, mais ne présentent pas d'effet curatif ou préventif.

COMMENT A ÉVOLUÉ LE MÉDICAMENT AU FIL DU TEMPS ?

Depuis les débuts de l'espèce humaine, les populations ont cherché à survivre en se nourrissant ainsi qu'en se guérissant.

L'origine du médicament se trouve dans le contact intime de l'homme et de la nature. L'utilisation d'éléments végétaux, minéraux ou animaux est alors basée sur l'observation des effets sur le corps. On distingue l'utilisation de ***« drogues* »*** pour soigner et de poison pour tuer.

Pendant très longtemps, l'art de guérir est associé au mysticisme et à la magie. Selon l'époque et les ethnies, les personnes détenant les connaissances sur les substances actives sont des sorciers, des chamans, des druides.

La transmission est essentiellement orale jusqu'à l'invention de l'écriture permettant de laisser des traces des découvertes.

ANTIQUITÉ

3000 av. J.-C. jusqu'à la chute de Rome en 476

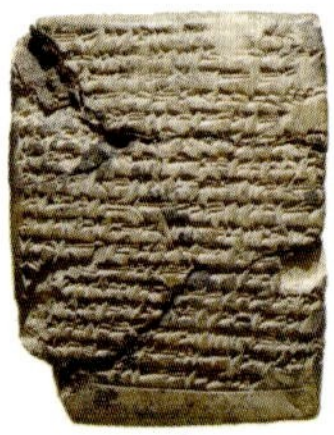

Les tablettes sumériennes (3000 av. J.-C. Mésopotamie) constituent la plus ancienne ***pharmacopée**** avec plus de 250 espèces végétales et animales.

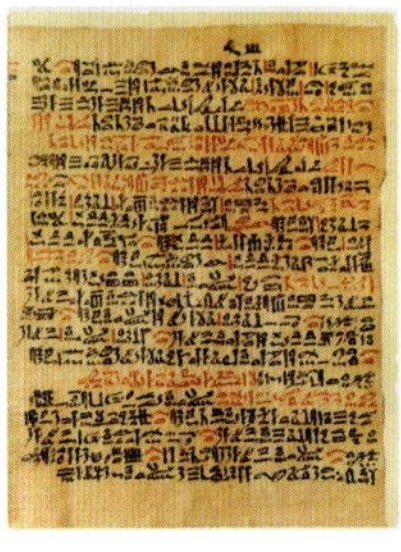

Le papyrus d'Ebers (1600 av. J.-C., Égypte) recense plus de 700 recettes thérapeutiques, dont des traitements sédatifs (opium), cardiotoniques (scille), purgatifs (ricin), antalgiques et antipyrétiques (saule)…

biothérapie ont ainsi été produits par **génie génétique,** comme des facteurs de croissance, des régulateurs du système immunitaire (anticorps), des anticoagulants (héparines), des vaccins… Ce mode de production est beaucoup plus complexe et coûteux que la production d'une substance chimique traditionnelle, donc surtout utilisée pour les traitements des maladies rares ou chroniques.

La recherche d'aujourd'hui ouvre les portes vers la thérapie génique (introduction du matériel génétique sain dans des cellules dont le gène est défectueux) et la thérapie cellulaire (greffe de cellules afin de restaurer la fonction d'un tissu). Les cellules injectées après transformation deviennent donc des microproducteurs puis des microsystèmes de délivrance du médicament *in vivo.*

L'histoire des découvertes et de l'utilisation des médicaments est bien sûr jalonnée d'erreurs, d'échecs et de scandales. Parmi les plus connues en France figurent l'affaire de la Thalidomide® en 1957, l'affaire du Distilbène® en 1977, et plus récemment l'affaire du Médiator® en 2012. La création d'instances autoritaires et rigoureuses pour l'évaluation, la surveillance et la régulation a donc été nécessaire.

LA RÉGULATION DES MÉDICAMENTS EN FRANCE

En 1777, Louis XVI octroie le monopole de la fabrication des médicaments aux apothicaires, et l'Académie de médecine a la charge d'en évaluer l'efficacité et la sécurité d'utilisation. Il met également en place le brevet de vente des médicaments, ancêtre de l'actuelle Autorisation de mise sur le marché ***(AMM*)*** qui régit la vente des médicaments depuis 1967. Ce dispositif qui vise à évaluer l'efficacité, la tolérance et le rapport bénéfice/risque du nouveau produit a été complété par une série de réglementations pour la fixation des prix. Après la création de la FDA (Food and Drug Administration) aux États-Unis en 1905, la EMEA (Agence européenne du médicament) naît en 1995. L'Agence française du médicament est créée en 1993, et deviendra ensuite l'AFSSAPS (Agence française de sécurité sanitaire des produits de santé) en 1998 puis l'**ANSM** (Agence nationale de la sécurité du médicament) en 2012.

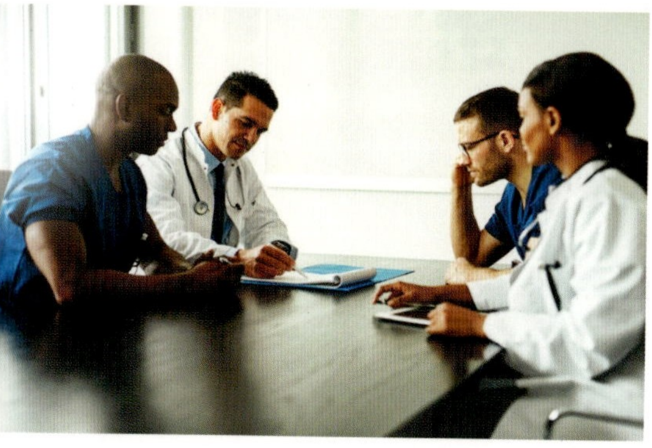

PHASES DE LA RECHERCHE CLINIQUE

De nos jours, le médicament obéit à une réglementation contraignante et strictement surveillée. Ainsi, pour obtenir une AMM, le fabricant d'un médicament doit démontrer que celui-ci offre un rapport bénéfice/risque favorable en passant par plusieurs étapes :

1- Étape préclinique sur l'animal.

2- Étape d'autorisations : le dossier est soumis à l'approbation de l'ANSM puis à un Comité de protection des personnes (CPP).

3- Étape clinique en trois phases :

Phase I : Le médicament est testé sur des volontaires sains pour valider l'absence de toxicité chez l'Homme et le devenir du médicament dans l'organisme au cours du temps (pharmacocinétique).

Phase II : Sur un petit nombre de patients volontaires sont étudiés les bénéfices et les risques de différentes doses : relation effet/dose, dose minimale efficace et dose potentiellement toxique.

Phase III : C'est la phase la plus longue, avec un grand nombre de patients répartis en deux groupes, l'un recevant le médicament et l'autre un placebo (même préparation sans produit actif) ou un produit déjà disponible sur le marché pour la même maladie. De nombreuses données cliniques, biologiques et radiologiques sont recueillies ainsi que des effets indésirables

Daniel Bovet

Il travaille sur les antihistaminiques et découvre en 1954 les anti H1 pour lutter contre les réactions allergiques.

Paul Ehrlich

Il théorise la notion de **récepteur cible.** Une molécule vient se fixer sur un récepteur spécifique d'un tissu pour provoquer un effet (relation clé-serrure). Pour ce travail, il reçoit un prix Nobel en 1908.

Henry Dale et **Otto Loewi**

Il découvrent la notion de **neurotransmission**: la transmission chimique d'une synapse à l'autre est le fondement de notre fonctionnement cérébral. C'est également le mécanisme d'action de nombreux médicaments tels que les psychotropes, les antidépresseurs, etc.

Au cours du XXe siècle, de très nombreuses substances sont commercialisées et il est impossible d'en faire l'inventaire ici. Des classes thérapeutiques nouvelles apparaissent: les antibiotiques dont les sulfamides (1935) et la pénicilline (1940) et les anti-infectieux, les corticostéroïdes dont la cortisone (1949), les hormones et les benzodiazépines.

Le saviez-vous

Le gaz Ypérite, arme terrifiante, utilisé par les Allemands lors de la Première Guerre mondiale est devenu un médicament dans les années cinquante pour les premières chimiothérapies anti-cancéreuses.

À partir de la deuxième moitié du XXe siècle, l'évolution des pratiques en technologie des sciences permet de travailler sur une échelle encore plus petite. Après l'extraction des principes actifs et la synthèse chimique, c'est l'ère de la **modélisation des molécules.** Cela permet la création d'un médicament qui agira avec beaucoup plus de précision.

Puis le **criblage cellulaire à haut débit** apparaît au XXIe siècle. Cette technique consiste à faire réagir simultanément un grand nombre de molécules différentes avec un substrat donné (par exemple des cultures cellulaires), en vue d'identifier en un minimum de temps les molécules qui présentent un intérêt thérapeutique.

Enfin, se développent les **biothérapies:** médicaments issus des biotechnologies, c'est-à-dire produits par des cellules vivantes génétiquement transformées pour produire ces substances.

Le gène humain codant pour la protéine recherchée est prélevé puis inséré dans une bactérie ou cellule animale. Celle-ci va se multiplier et produire la protéine recherchée dont le code génétique a été modifié. Ces protéines dites « recombinantes » sont ensuite extraites et purifiées pour être administrées comme médicament. Historiquement, parmi les premières biothérapies de ce type, on trouve **l'insuline.** Autrefois extraite de pancréas de porc, l'insuline est aujourd'hui produite par des bactéries dans lesquelles le gène (ADN) codant pour **l'insuline** humaine a été implanté. Progressivement, d'autres médicaments de

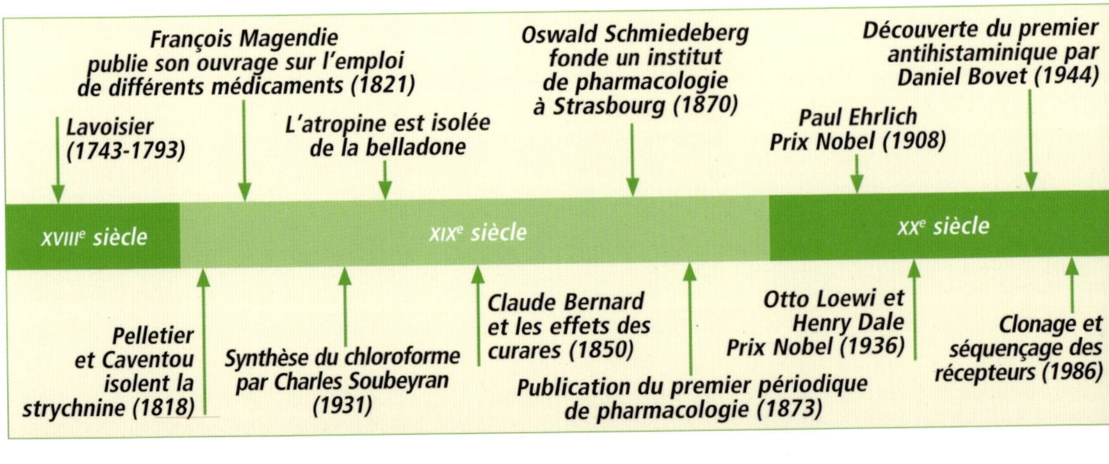

PÉRIODE CONTEMPORAINE

depuis le XIXe siècle

Grâce aux progrès de la chimie et de la physiologie, le XIXe siècle marque une étape nouvelle dans l'histoire du médicament et de son industrialisation.

Lavoisier (1743-1793)
C'est un chimiste français, considéré comme le « père de la chimie moderne ». Il est à l'origine de nombreuses techniques d'extraction et de distillation permettant d'isoler les principes actifs.

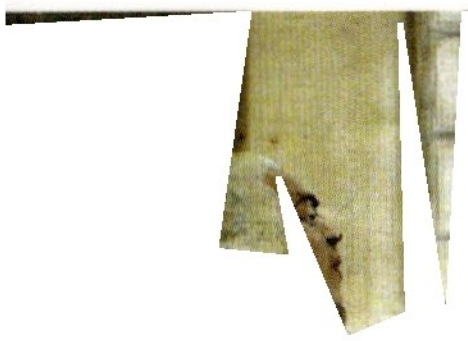

« Rien ne se perd, rien ne se crée, tout se transforme. »

Par la suite, les **pharmaciens Pelletier** et **Caventou** extraient la **quinine** (principe actif qui traite le paludisme) à partir de l'écorce du quinquina en 1820. Après plusieurs manipulations chimiques, des échantillons du médicament sont confiés à un médecin, **Magendie**, qui après avoir vérifié l'absence de toxicité majeure sur des chiens, l'administre à des patients et obtient des résultats satisfaisants.
L'isolement d'une molécule chimique va permettre une production industrialisée sous forme galénique, et son utilisation à grande échelle (par exemple pour le traitement des soldats atteint de paludisme dès le XIXe siècle). C'est la **naissance du médicament moderne et de son industrialisation,** car le pharmacien ne peut produire seul et en grande quantité.

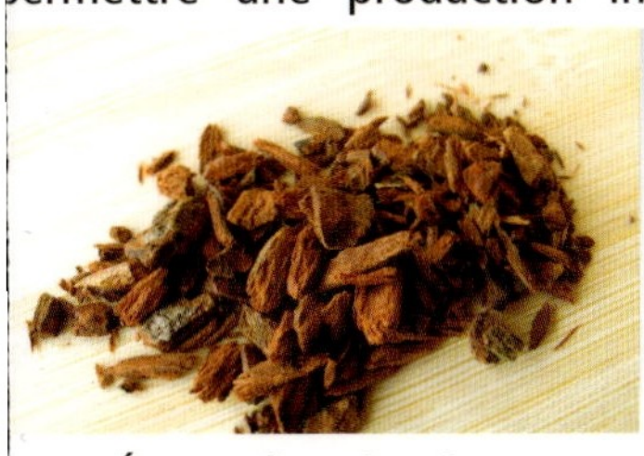

Écorce de quinquina

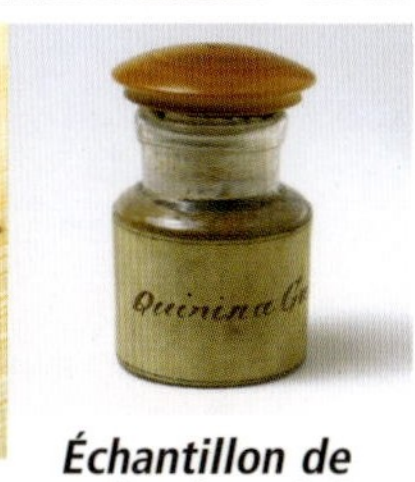

Échantillon de poudre de quinine

Cette époque est aussi celle de l'émergence des vaccins, avec l'inoculation de la vaccine pour prévenir l'infection par la variole (Jenner en 1796), et plus tard, la découverte du vaccin contre la rage (Pasteur en 1886).

D'autres molécules sont isolées, parmi lesquelles les plus célèbres sont :

- Morphine du pavot (Saturner en 1803) : action analgésique
- Codéine de l'opium (Robiquet en 1832) : action antalgique et antitussive
- Atropine de la belladone (Mein en 1833) : action tonicardiaque

En parallèle, le lien étroit entre l'industrie chimique et pharmaceutique permet la **synthèse de molécule** et l'émergence de nouveaux médicaments. Entre autres, sont synthétisés :

- Le chloroforme (Soubeyran en 1831) : anesthésiant
- L'acide acétylsalicylique (Gerhart en 1853) : anti-inflammatoire, antalgique et antipyrétique dont le principe actif est identique à celui du saule (salix), déjà mentionné pour les vertus qu'on lui connaît aujourd'hui dans le papyrus d'Ebers plus de 5 000 ans avant…

Les découvertes majeures s'enchaînent, surtout en Europe :

François Magendie (1783-1855)
Il apporte la notion de l'**effet cible** : une substance aura des effets physiologiques différents selon les organes ou *tissus**.

Claude Bernard, son disciple, étudie l'effet des curares, et découvre en 1848 que cette molécule interrompt la communication entre les nerfs et les muscles, entraînant une paralysie.
Cette substance devenue un médicament est aujourd'hui utilisée quotidiennement en anesthésie-réanimation. Surtout pour adapter les patients à la ventilation artificielle.

inattendus. De la comparaison statistique des résultats seront extraites les données, qui conduiront ou non à la mise sur le marché du médicament.

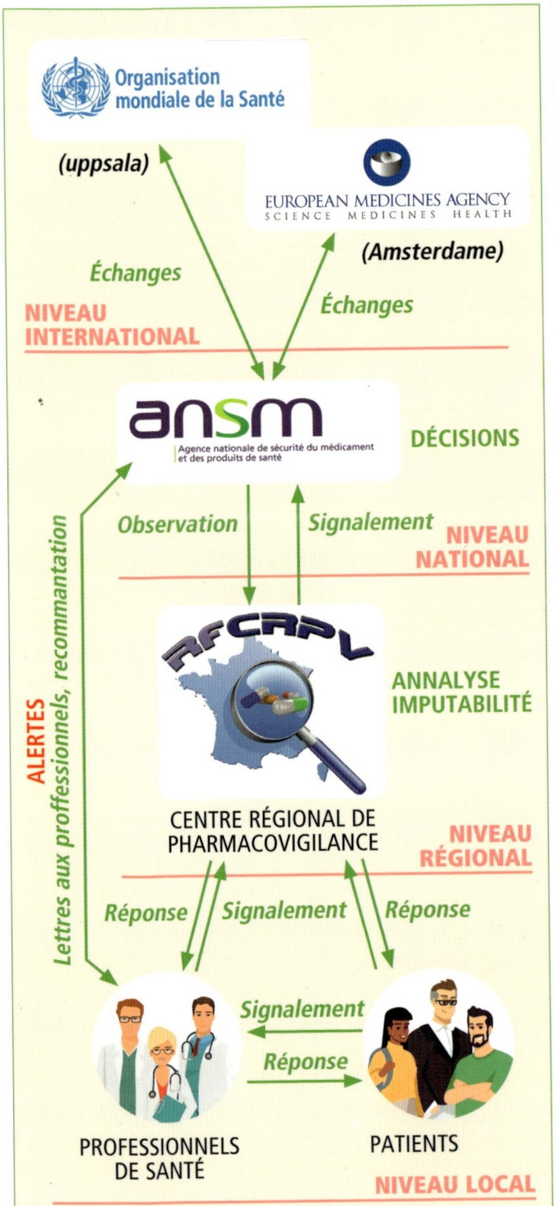

La pharmaco vigilance s'exerce après la mise sur le marché des médicaments. [...]ganisation à plusieurs niveaux est mise en place depuis les années 1970 en France [...] évaluer et de prévenir [...] dans les conditions [...]

Galénique : forme pharmaceutique du médicament à partir des matières premières (fournies par les laboratoires ou plus ou moins directement par la nature).

Pharmacologie : étude des médicaments, de leur action au sein de l'organisme dans lequel ils évoluent (propriétés thérapeutiques, etc.) et de leur emploi.

Pharmacopée : ouvrage décrivant les matières premières nécessaires à la fabrication des médicaments, ainsi que l'art de les fabriquer.

Drogues : ce mot, souvent assimilé aux médicaments (drug en anglais), est réservé aujourd'hui aux substances qui provoquent l'addiction.

Symptômes : signes observables ou ressentis par lesquels s'exprime une maladie.

Tissus : ensemble de cellules identiques remplissant la même fonction.

AMM : autorisation de mise sur le marché.

ISBN 978-2-38148-070-1
9 782381 480701

Texte : Margaux Duvinage - Photographies : Bridgeman - Adobe Stock - Shutterstock
Dépôt légal : 2e trimestre 2022
PRINTED IN FRANCE
IMPRIM'VERT